Shubham Mishra
Nimish Agarwal
D. S. Gupta

INTELIGÊNCIA ARTIFICIAL EM CIRURGIA ORAL E MAXILOFACIAL

Shubham Mishra
Nimish Agarwal
D. S. Gupta

INTELIGÊNCIA ARTIFICIAL EM CIRURGIA ORAL E MAXILOFACIAL

ScienciaScripts

Imprint

Cover image: www.ingimage.com

This book is a translation from the original published under ISBN 978-620-7-65006-4.

Publisher:
Sciencia Scripts
is a trademark of
Dodo Books Indian Ocean Ltd. and OmniScriptum S.R.L publishing group

120 High Road, East Finchley, London, N2 9ED, United Kingdom
Str. Armeneasca 28/1, office 1, Chisinau MD-2012, Republic of Moldova, Europe
Managing Directors: Ieva Konstantinova, Victoria Ursu
info@omniscriptum.com

Printed at: see last page
ISBN: 978-620-8-61979-4

Conteúdo

INTRODUÇÃO

Inteligência artificial é o nome geral da tecnologia para o desenvolvimento de máquinas, que são criadas inteiramente por meios artificiais e podem exibir comportamentos como os seres humanos, sem tirar partido de qualquer organismo vivo. Os produtos de inteligência artificial que, quando abordados como um idealista, são completamente semelhantes aos seres humanos e podem realizar coisas como sentir, prever e tomar decisões, são geralmente designados por robots.

O Oxford English Dictionary da Oxford University Press define a inteligência artificial como

"A teoria e o desenvolvimento de sistemas informáticos capazes de realizar tarefas que normalmente requerem a inteligência humana, como a perceção visual, o reconhecimento da fala, a tomada de decisões e a tradução entre línguas". Para compreender a Inteligência Artificial, é importante conhecer alguns destes aspectos fundamentais.

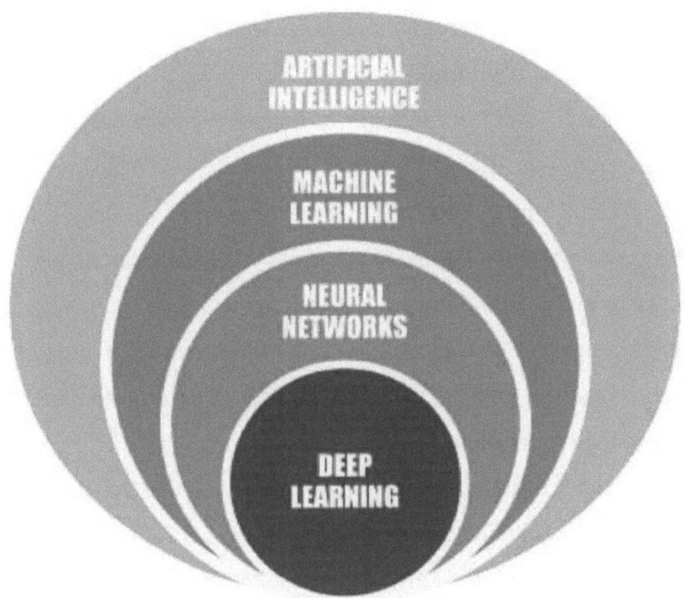

Os principais aspectos da inteligência artificial são A aprendizagem automática faz parte da inteligência artificial, que depende de algoritmos para prever resultados com base num conjunto de dados. O objetivo da aprendizagem automática é permitir que as máquinas aprendam com os dados para poderem resolver problemas sem intervenção humana. A aprendizagem automática está classificada nas grandes categorias de aprendizagem supervisionada, não supervisionada e por reforço.

A aprendizagem supervisionada envolve a aprendizagem de rótulos para cada entrada e lida principalmente com problemas de classificação e regressão. Para a aprendizagem supervisionada de imagens de diagnóstico, é necessário que radiologistas especializados efectuem a rotulagem ou anotação. A aprendizagem não supervisionada envolve sistemas que aprendem dados não rotulados por si próprios e lidam com questões como o agrupamento e a estimativa de distribuição. Os algoritmos de aprendizagem por reforço aprendem com feedback positivo ou negativo num ambiente dinâmico e são utilizados em vários domínios da robótica, dos jogos de vídeo e da visão por computador.

As redes neuronais são um conjunto de algoritmos que calculam sinais através de neurónios artificiais. O objetivo das redes neuronais é criar redes neuronais que funcionem como o cérebro humano.

A aprendizagem profunda é uma componente da aprendizagem automática que utiliza a rede com diferentes camadas computacionais numa rede neural profunda para analisar os dados de entrada. O objetivo da aprendizagem profunda é construir uma rede neural que identifique automaticamente padrões para melhorar a deteção de caraterísticas.

A aprendizagem profunda é também conhecida como redes neuronais convolucionais. Recolhem caraterísticas da camada abstrata de filtros e são utilizadas principalmente para processar imagens grandes e complexas.

O conceito de Inteligência das Máquinas que emerge com vários algoritmos de código e estudos de dados revela que todos os dispositivos tecnológicos produzidos desde os primeiros computadores até aos actuais telefones inteligentes são desenvolvidos com base nas pessoas. A inteligência artificial, que se desenvolveu muito lentamente nos períodos antigos, mas que deu passos tão importantes como o dia a dia, revela o quanto se progrediu com o aparecimento de robots dotados atualmente.

A inteligência artificial tem sido utilizada principalmente na medicina dentária para tornar o processo de diagnóstico mais exato e eficiente, o que é de extrema importância para obter os melhores resultados nos tratamentos prestados, juntamente com cuidados de qualidade superior aos pacientes. Os dentistas precisam de utilizar todos os seus conhecimentos adquiridos para diagnosticar e decidir a melhor opção de tratamento. Também lhes é exigido que prevejam o prognóstico, o que exige competências precisas para a tomada de decisões clínicas. No entanto, em alguns casos, os dentistas não dispõem de conhecimentos suficientes para tomar a decisão clínica correta num período limitado. As aplicações de inteligência artificial podem servir-lhes de guia para que possam tomar melhores decisões e ter um melhor desempenho. A promessa da inteligência artificial (IA) e da aprendizagem profunda na medicina e na cirurgia oral-maxilofacial não deve ser subestimada. Tal como a imagiologia médica moderna transformou a forma como os médicos visualizam a anatomia e a patologia, a aplicação clínica da inteligência artificial na previsibilidade do diagnóstico e do prognóstico pode revolucionar o padrão de cuidados. Atualmente, a inteligência artificial tem sido utilizada na deteção de lesões cancerosas da língua, no cálculo da atratividade facial para cirurgia estética e na identificação do envolvimento do canal mandibular na cirurgia dentoalveolar. Em IA, normalmente, trata-se de "agentes inteligentes" ou agentes que têm flexibilidade e autonomia de ação. Exemplos de sistemas de inteligência artificial, tais como sistemas especializados, métodos de redução da dimensionalidade e modelos probabilísticos, captam alguns aspectos importantes do conjunto de dados. Os algoritmos de inteligência artificial podem constituir uma poderosa ferramenta de diagnóstico para identificar implantes dentários através de imagens radiográficas, prever a sobrevivência dos implantes ou auxiliar e otimizar a conceção de implantes dentários. A inteligência artificial pode ter uma excelente aplicação em cirurgias de molares impactados. A relação do terceiro molar inferior impactado com o canal alveolar inferior e a relação do seio maxilar com o terceiro molar superior impactado podem ser calculadas com precisão. O número de ferramentas digitais disponíveis baseadas em inteligência artificial terá um impacto imenso nos planos de tratamento ortognático-cirúrgico, desde o diagnóstico inicial até ao tratamento de seguimento[2]. A utilização de tecnologia de inteligência artificial para o fabrico de guias de ressecção cirúrgica e placas de reconstrução mandibular resultou num resultado cirúrgico preciso[3]. Mas a IA também tem muitas desvantagens, como o facto de a aplicação da inteligência artificial acabar por conduzir a uma redução da mão de obra, o que acaba por criar desemprego. O manuseamento de instrumentos de IA requer uma formação especial que, mais uma vez, exige um maior investimento por parte dos médicos, o que, por sua vez, torna os custos do tratamento mais elevados. Por conseguinte, os doentes não terão acesso a este tipo de tratamento. É muito difícil tornar estas máquinas de IA viáveis para quem vive nas zonas periféricas. É muito difícil para nós fazer com que os pacientes se sintam confortáveis para aceitar o tratamento completamente por máquinas e também não podemos confiar completamente na IA para o tratamento, uma vez que os erros das máquinas não podem ser eliminados.

A inteligência artificial está a invadir todos os aspectos da nossa vida, especificamente na cirurgia.

Na cirurgia oral e maxilofacial, será uma vantagem para os cirurgiões obterem excelentes resultados em cirurgias estéticas faciais, cirurgias de implantes, cirurgias de reconstrução em 3D e no diagnóstico de patologias e anomalias orais e maxilofaciais e no planeamento cirúrgico virtual.

HISTÓRIA

Para conhecer a história da inteligência artificial, é necessário recuar a uma data anterior. Na era da Grécia Antiga, está provado que foram levadas a cabo várias ideias sobre robots humanóides. Um exemplo disso é Dédalo, que se diz ter governado a mitologia do vento, para tentar criar seres humanos artificiais. A inteligência artificial moderna começou a ser vista na história para definir o sistema de pensamento humano dos filósofos. O ano de 1884 é muito importante para a inteligência artificial. Charles Babbage, nesta data, trabalhou numa máquina mecânica que apresentaria um comportamento inteligente. No entanto, como resultado destes estudos, decidiu que não seria capaz de produzir uma máquina que exibisse comportamentos tão inteligentes como um ser humano, e suspendeu o seu trabalho. Em 1950, Claude Shannon introduziu a ideia de que os computadores podiam jogar xadrez. Os trabalhos sobre inteligência artificial prosseguiram lentamente até ao início da década de 1960.

Com base nos trabalhos de investigação de Alan Turing sobre a inteligência das máquinas, o domínio da investigação em IA surgiu oficialmente na sequência da chamada "Conferência de Dartmouth", em 1956. Após 20 anos de entusiasmo inicial, as limitações técnicas da programação da IA conduziram ao seu "primeiro inverno": um período marcado pelo desinteresse maciço dos investidores financeiros neste domínio. No Reino Unido, o "Relatório Lighthill" de 1973 criticou severamente o fracasso dos projectos de IA em atingir os objectivos previstos. Nos Estados Unidos (EUA), as "Mansfield Amendments" publicadas em 1969 e 1973 exigiam que a investigação financiada pelo Ministério da Defesa tivesse aplicações diretas no exército americano[29]. A IA foi considerada uma técnica sem qualquer potencial científico ou económico e, por conseguinte, perdeu o seu financiamento no orçamento da Defesa durante quase 6 anos. No início dos anos 80, surgiu uma nova forma de IA denominada "sistemas especializados". Esta IA foi altamente promovida pelo governo japonês. Nessa década, a investigação em IA beneficiou de um novo impulso, uma vez que o financiamento a nível mundial voltou a aumentar. Este período foi marcado por alguns desenvolvimentos fundamentais para o treino de redes neuronais, como a retropropagação.

No entanto, o mercado foi ficando progressivamente desiludido, uma vez que esta tecnologia não produziu nenhum grande avanço económico. No final dos anos 80, o financiamento dos investidores voltou a cair, o que levou ao "segundo inverno" da IA. No entanto, a investigação no domínio da IA manteve-se ativa. Em meados dos anos 90, a IA atingiu finalmente alguns dos seus objectivos mais antigos. Um dos seus marcos mais emblemáticos foi o projeto Deep Blue da IBM, que levou à derrota do campeão mundial de xadrez Gary Kasparov em 1997. Este facto deveu-se, em parte, ao aumento da capacidade de computação. Na primeira década do século XXI, as aplicações de IA difundiram-se rapidamente em vários domínios, como o reconhecimento da fala, a condução autónoma e as aplicações médicas[(29)]. Mais recentemente, o aumento contínuo da capacidade de computação, associado à disponibilidade de bases de dados muito vastas (Big data), impulsionou as aplicações de IA para níveis sem precedentes. As técnicas de aprendizagem automática que tinham sido desenvolvidas há décadas, como as redes neuronais convolucionais, encontraram finalmente aplicações numa grande variedade de domínios.

Um marco notável para as aplicações de aprendizagem profunda foi o projeto Google-AlphaGo, que permitiu que uma máquina alimentada por IA vencesse o campeão mundial de Go em 2017. Atualmente, a investigação em IA envolve vários domínios de especialização, como a matemática, as ciências da computação e as ciências cognitivas, entre outros.

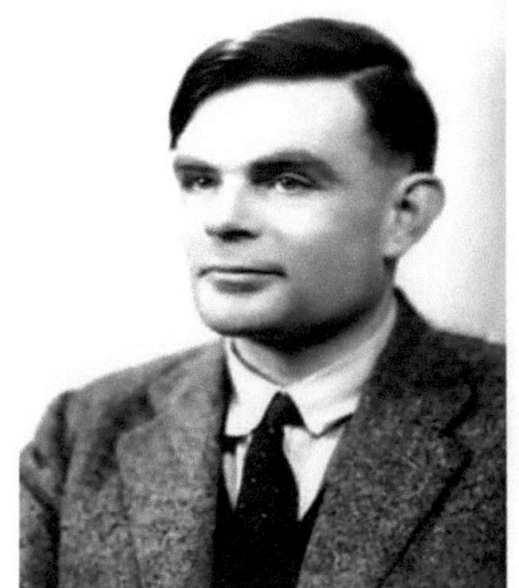

Alan Turing

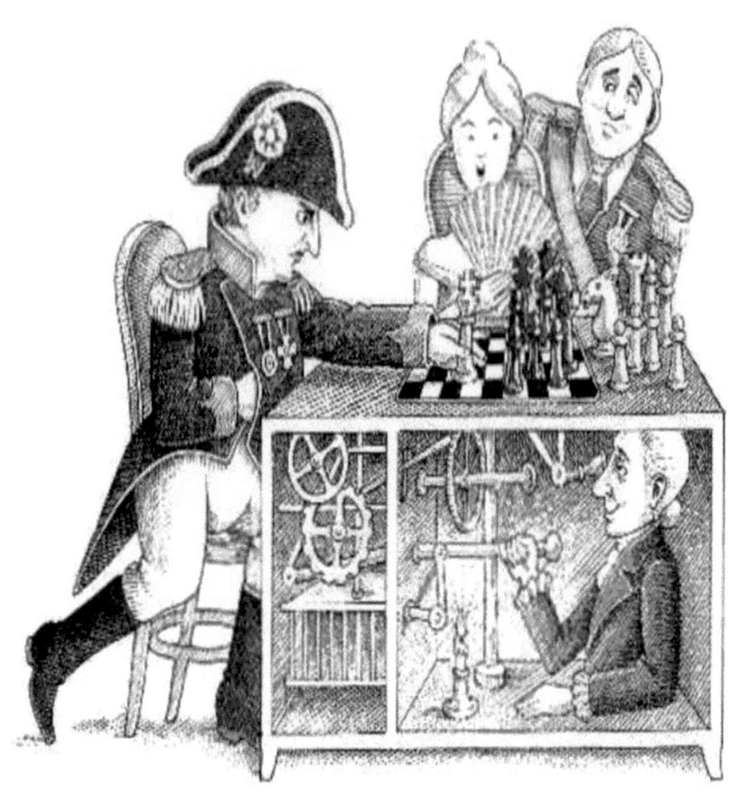

Figura que mostra que a máquina pode jogar xadrez

História da IA por ordem cronológica:

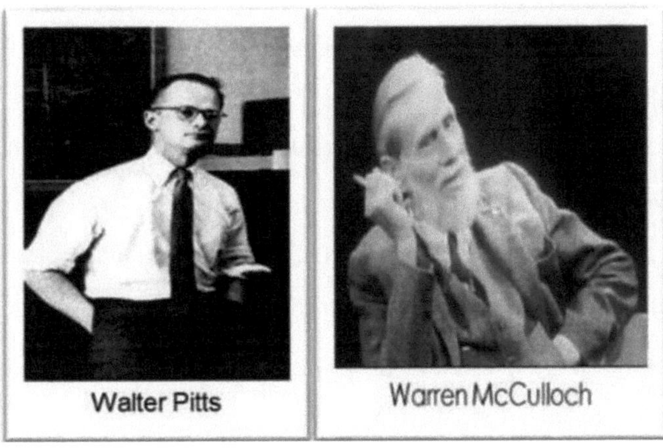
Walter Pitts | Warren McCulloch

- 1206: Ebru iz Bin Rezzaz Al Jezeri, um dos pioneiros da ciência cibernética, criou máquinas de controlo automático acionadas por água.
- 1623: Wilhelm Schickard inventa uma máquina mecânica e uma calculadora capaz de efetuar quatro operações.
- 1672: Gottfried Leibniz desenvolveu um sistema de contagem binário que constitui a base abstrata dos computadores actuais.
- 1822-1859: Charles Babbage cria uma calculadora mecânica. Ada Lovelace é considerada a primeira programadora de computadores devido ao trabalho que realizou com os cartões perfurados de Babbage nas suas máquinas. O trabalho de Lovelace inclui algoritmos

1923: Karel Capek introduziu pela primeira vez o conceito de robô na peça de teatro Os Robôs Universais de Rossum (RUR - Rossum's Universal Robots).

- 1931: Kurt Godel introduziu a teoria da deficiência, que é chamada pelo seu nome.

- 1936: Konrad Zuse desenvolveu um computador programável chamado Z1 com 64K de memória.
- 1946: Começa a funcionar o ENIAC (Electronic Numerical Integrator and Computer), o primeiro computador numa sala de 30 toneladas.
- 1948: John von Neumann introduziu a ideia de um programa auto-replicante.
- 1950: Alan Turing, fundador da ciência da computação, introduziu o conceito do Teste de Turing.
- 1951: Foram escritos os primeiros programas de inteligência artificial para o dispositivo Mark 1.
- 1956: O programa Logic Theory-LT (Teoria da Lógica-LT) para resolver problemas matemáticos é introduzido por Newell, Shaw e Simon. O sistema é considerado como o primeiro sistema de inteligência artificial.
- Fim da década de 1950 - início da década de 1960: Uma rede esquemática para a tradução automática foi desenvolvida por Margaret Masterman et al.
- 1958: John McCarty do MIT criou a linguagem LISP (list Processing language).
- 1960: JCR Licklider descreveu a relação homem-máquina na sua obra.
- 1962: A Unimation foi fundada como a primeira empresa a produzir robots para o sector industrial.
- 1965: É escrito um programa de inteligência artificial ELIZA.
- 1966: O primeiro robô animado "Shakey" foi produzido na Universidade

de Stanford.

- 1973: A DARPA inicia o desenvolvimento de protocolos denominados TCP / IP.

- 1974: A Internet começa a ser utilizada pela primeira vez.

- 1978: Herbert Simon recebe o Prémio Nobel pela sua Teoria da Racionalidade Limitada, um trabalho importante para a Inteligência Artificial.

- 1981: A IBM produziu o primeiro computador pessoal.

- 1993: Início da produção do Cog, um robô de aspeto humano do MIT.

- 1997: O supercomputador Deep Blue derrotou o mundialmente famoso jogador de xadrez Kasparov.

- 1998: Furby, o primeiro jogador com inteligência artificial, é lançado no mercado.

- 2000: É apresentado o Kismet, um robô que pode utilizar gestos e imitar movimentos na comunicação.

- 2005: Asimo, o robô mais próximo da inteligência artificial e humana.

capacidade e competência, é introduzido.

- 2010: Asimo é obrigado a atuar usando o poder da mente.

PLANEAMENTO CIRÚRGICO VIRTUAL E IA

A ressecção composta da mandíbula ou da maxila deixa frequentemente o doente afetado com um resultado ortognático insatisfatório. Com a ressecção de espessura total de qualquer maxilar, mas mais frequentemente da mandíbula, o realinhamento dos segmentos mandibulares livres pode ser mal posicionado com uma disposição condilar inadequada, levando a uma má oclusão. As técnicas tradicionais de reconstrução são muitas vezes inexactas e um planeamento ou comunicação deficientes entre as equipas de ressecção e de reconstrução podem levar a uma reconstrução ortognática subóptima, independentemente da qualidade de cada operação individual. A ressecção de doenças benignas e malignas requer frequentemente a extirpação óssea de toda a espessura e, em muitos casos, a reconstrução com tecidos livres. A preferência para a maioria dessas reconstruções é o uso do retalho livre ósseo ou osteocutâneo da fíbula.

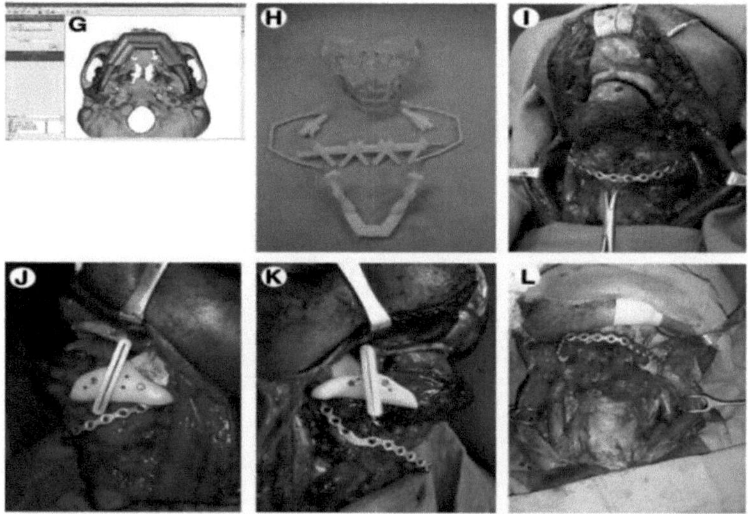

A fíbula é um osso reto e necessita frequentemente de osteotomias para ajudar a adaptá-la ao segmento em forma de arco que está a ser removido.

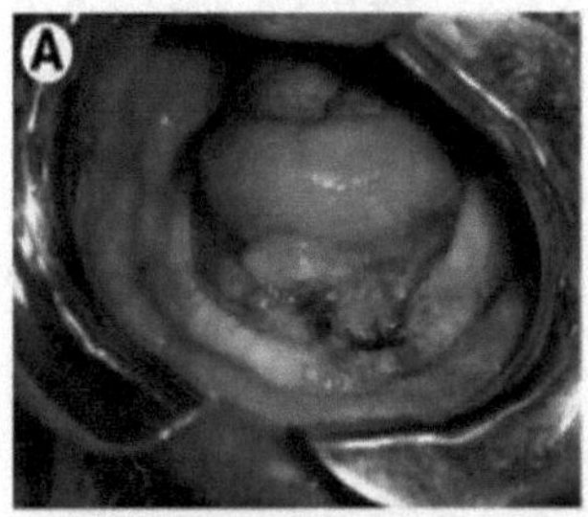
A

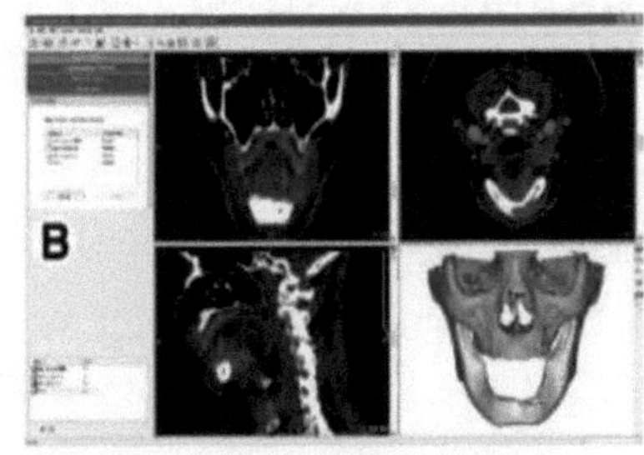
B

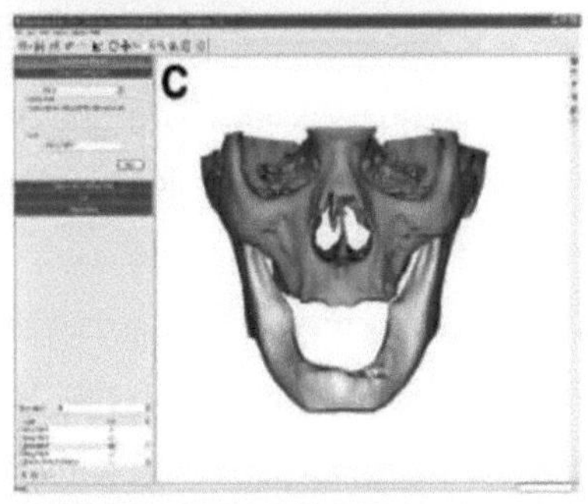
C

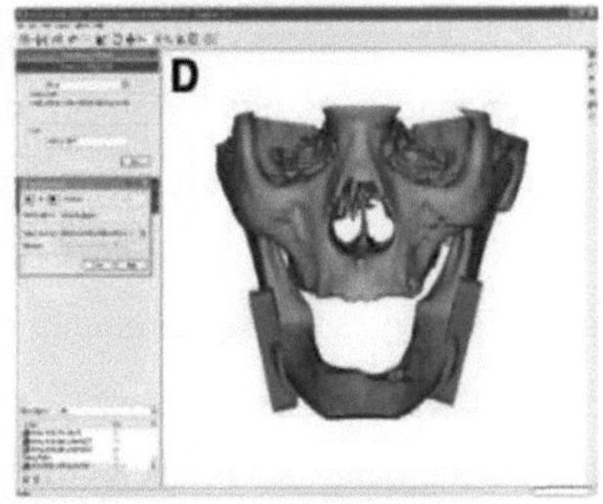
D

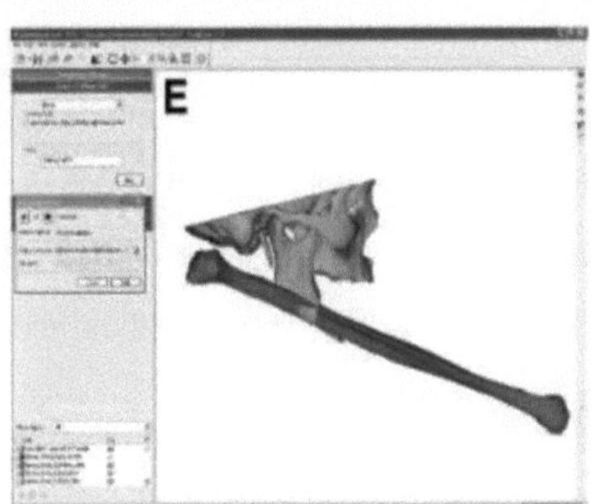
E

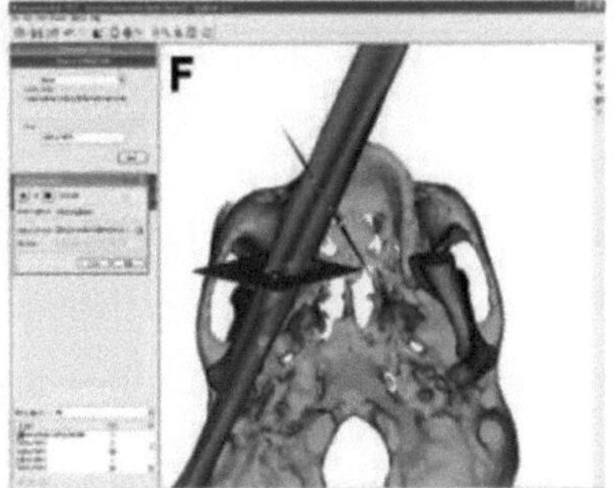
F

FERRAMENTA DE SEGMENTAÇÃO AUTOMÁTICA DE TUMORES:

A segmentação é um dos principais componentes da cirurgia assistida por computador. O método Smartbrush permite a segmentação individual num tempo mais curto. Na sua forma original, o método utiliza mecanismos clássicos de crescimento de regiões.

Segmentação manual:

Na segmentação manual, o utilizador decide a extensão da estrutura pretendida, baseando-se principalmente na escala de cinzentos dos exames de RM ou nas unidades Hounsfield utilizadas nos exames de TC. O computador representa a ferramenta para marcar as margens da estrutura. Este método é simples do ponto de vista técnico, mas a segmentação das estruturas de interesse em cada corte é muito morosa e, por conseguinte, dispendiosa. Além disso, a precisão da segmentação manual depende muito da experiência do utilizador, o que resulta numa grande variabilidade de resultados. Um contraste fraco, por exemplo, causa dificuldades na definição das margens do tumor e diminui a qualidade da segmentação e, mais importante ainda, a objetividade do resultado. Por estas razões, esta técnica não é habitualmente utilizada de forma rotineira.

3D-Smartbrush:

A segmentação com o novo Smartbrush é iniciada através da marcação de alguns pontos dentro da área pretendida. Dentro de uma ROI automaticamente determinada à volta destes pontos, é executado um algoritmo de crescimento de região que calcula a segmentação 2D final. Este método de segmentação pode então ser efectuado para cada corte ou através da interpolação 3D do próprio programa. Para o método de interpolação, o utilizador segmenta o tumor num corte, que é idealmente o mais central possível. Depois disso, é efectuada a segmentação da estrutura desejada num plano perpendicular ao corte segmentado. A interpolação 3D detecta automaticamente a ROI tridimensional e segmenta a área tridimensionalmente com um algoritmo de crescimento de região. Para a segmentação final do tumor, é aplicada uma suavização ao objeto criado. Se necessário, o resultado da interpolação 3D pode ser rapidamente ajustado manualmente. A alteração de um slide é então interpolada para o objeto completo para melhorar o resultado de toda a estrutura segmentada. Este método pode ser utilizado não só para segmentar tecidos duros, mas também para segmentar outras regiões anatómicas como a órbita e utilizar estes dados para planear a reconstrução. Além disso, as estruturas já segmentadas podem ser modificadas utilizando o smart shaper convencional através da deformação elástica do objeto selecionado numa gama selecionada.

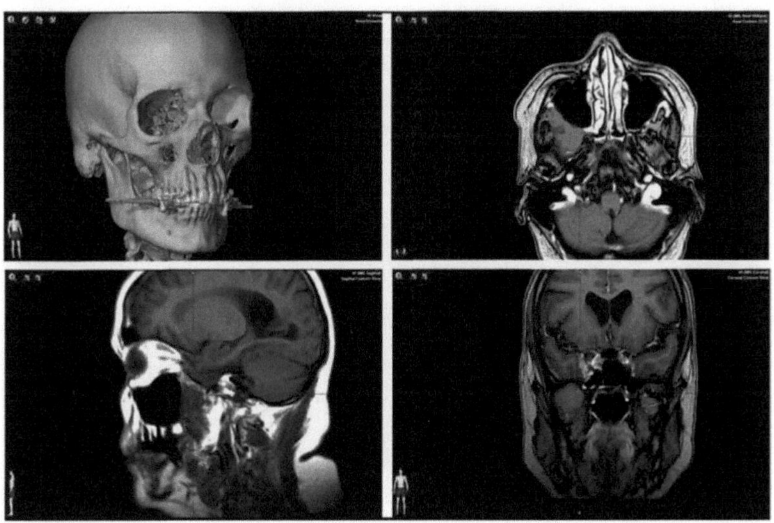

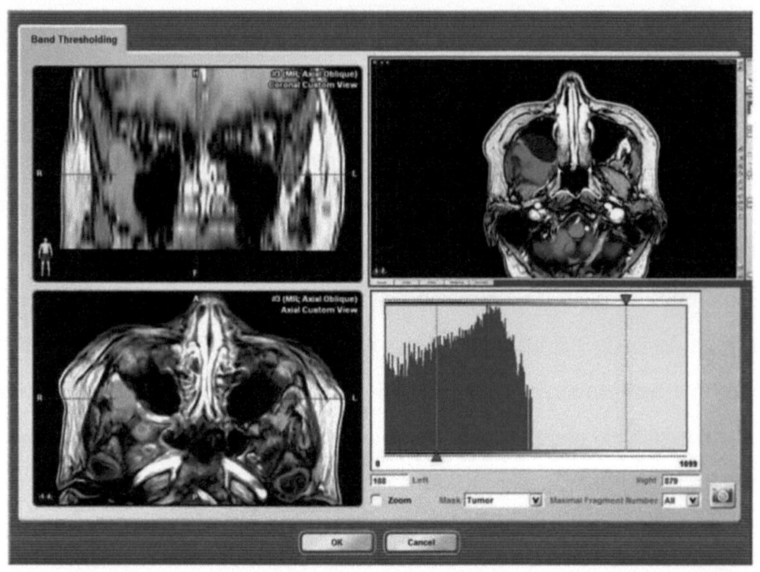
Band Thresholding
Coronal Custom View
Axial Custom View
Left
Right
Zoom
Mask
Tumor
Maximal Fragment Number
All
OK
Cancel

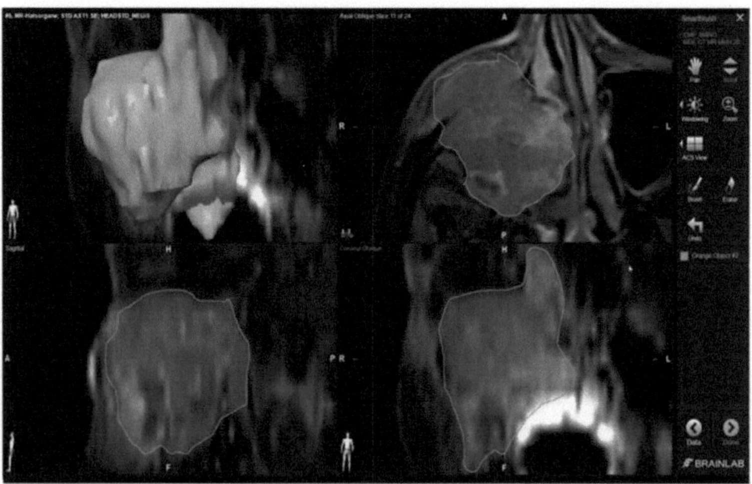
BRAINLAB

APLICAÇÕES DE INTELIGÊNCIA ARTIFICIAL EM IMPLANTOLOGIA DENTÁRIA:

Vários domínios da ciência e da engenharia têm sido influenciados pela inteligência artificial (IA) e pela aprendizagem automática. Enquanto a IA é um termo geral utilizado para o estudo, desenvolvimento e investigação de qualquer sistema informático que apresente um "comportamento inteligente", a aprendizagem automática é um ramo especial da IA em que o sistema aprende padrões estatísticos específicos num determinado conjunto de dados para prever o comportamento de novas amostras de dados. Os algoritmos de inteligência artificial podem constituir uma poderosa ferramenta de diagnóstico para identificar implantes dentários através de imagens radiográficas, prever a sobrevivência dos implantes ou auxiliar e otimizar a conceção de implantes dentários. Nos algoritmos de aprendizagem automática são utilizados dois tipos distintos de formação: supervisionada e não supervisionada. Tarefas como a classificação (determinar a categoria de um dado ponto de dados) e a regressão (encontrar uma relação numérica entre um conjunto de variáveis independentes e dependentes) são normalmente conseguidas através de formação supervisionada, em que o modelo de aprendizagem é alimentado com um conjunto de pares de dados de treino de entrada e saída. Tarefas como o agrupamento e a redução da dimensionalidade, no entanto, são normalmente realizadas através de formação não supervisionada, em que o objetivo é simplesmente captar as caraterísticas importantes de um determinado conjunto de dados. Uma classe especial de aprendizagem automática que se tornou popular recentemente é a aprendizagem profunda, que é uma metodologia avançada baseada em redes neuronais artificiais. A aprendizagem profunda encontrou aplicações em muitos domínios da engenharia, dos cuidados de saúde e da análise de dados em geral devido à sua excecional capacidade de generalização. Em 2003, uma pesquisa sistemática encontrou mais de 2000 tipos de implantes dentários. A grande variabilidade de tipos de implantes dentários constitui um problema difícil para os profissionais de medicina dentária. Foram desenvolvidos diferentes modelos de IA para o reconhecimento de imagens do tipo de implante, utilizando radiografias peri apicais e panorâmicas. Além disso, os modelos de IA também utilizaram radiografias dentárias para diagnosticar diferentes lesões, como a doença periodontal ou a cárie dentária. Do mesmo modo, foram comunicadas aplicações de IA para o desenvolvimento de modelos de previsão para determinar o sucesso da osteointegração ou o prognóstico dos implantes, utilizando factores de risco dos pacientes e critérios ontológicos, bem como para otimizar os desenhos dos implantes dentários, combinando cálculos de análise de elementos finitos (FEA) e modelos de IA. No entanto, falta uma análise do desempenho do desenvolvimento da metodologia de IA e da sua potencial influência na implantologia dentária. Enquanto noutras especialidades médicas diferentes estratégias de registo desenvolveram registos ortopédicos, uma das limitações actuais da implantologia dentária é a ausência de registos de dados disponíveis que possam facilitar o desenvolvimento de modelos de IA e o treino no reconhecimento de implantes. No entanto, a aplicabilidade clínica de uma tal aplicação de IA ajudaria os clínicos que tentam restaurar um implante desconhecido. Além disso, os clínicos com menos experiência clínica em implantologia podem obter assistência utilizando um programa de software de reconhecimento de implantes.

DESENVOLVIMENTO E AVALIAÇÃO PRELIMINAR DE UM SISTEMA CIRÚRGICO AUTÓNOMO PARA CIRURGIA ORAL E MAXILOFACIAL

A cirurgia oral e maxilofacial (OMS) é uma disciplina que diz respeito ao diagnóstico e tratamento de condições que surgem e afectam a boca, o maxilar, a face, o pescoço, o crânio e as estruturas circundantes. Há uma procura crescente da OMS para o tratamento de doenças e para fins estéticos. No entanto, com uma grande população de doentes a fazer OMS todos os anos, os cirurgiões continuam a ter de enfrentar dois grandes problemas. O primeiro é a incapacidade visual. Ao efetuar a OMS, o cirurgião tem uma visão muito estreita através da incisão intra-oral ou da boca, cuja visão é bloqueada pela pele e desfocada pelo sangue. O cirurgião não consegue observar completamente a área de operação, o que faz com que a OMS seja uma operação altamente desafiante. O segundo problema é a incapacidade manual. Uma OMS típica pode durar oito horas ou mesmo mais, o que é muito fatigante para o cirurgião. A operação é efectuada através da cavidade bucal do doente, o que resulta num espaço de trabalho muito limitado. Para orientar a operação e aliviar a carga física, foram desenvolvidos alguns sistemas de navegação e robots médicos para ajudar o cirurgião durante a operação. A função básica dos sistemas de navegação é aumentar a capacidade visual do cirurgião. Estes sistemas podem ser divididos em dois grupos: o primeiro grupo é constituído por sistemas comercializados, como o sistema de navegação STN (Stryker, Kalamazoo 49002, EUA), o sistema de navegação BrainLab (Brainlab AG, Munique 81829, Alemanha) e o VoXim (IVS Technology, Chemnitz 09111, Alemanha). O segundo grupo é constituído por sistemas de navegação desenvolvidos pelos próprios investigadores académicos, como o AccuNavi (Shanghai Jiaotong University, Shanghai 200240, China) e o BMPE Navi (The University of Tokyo, Tokyo 113-8654, Japão). As principais diferenças entre os sistemas de navegação incluem a precisão, 3D ou 2D, com ou sem marcadores. A função do robô OMS é aumentar a capacidade manual do cirurgião. Os robôs OMS anteriormente propostos podem ser divididos em dois grupos com base na sua estrutura mecânica. O primeiro grupo utiliza uma extremidade modificada montada num braço de robô comercial para diferentes fins, tais como o arranjo dos dentes, a perfuração e inserção de implantes e a dobragem de arcos. O segundo grupo adopta uma estrutura de conceção fundamentalmente nova para alterar o desempenho operacional com base num mecanismo em série ou num mecanismo paralelo. As diferenças entre estes robots OMS incluem a precisão, o grau de liberdade (DOF) e o mecanismo executivo.

Conceção concetual:

Nos sistemas integrados anteriormente propostos, o cirurgião é o centro de todo o sistema, obtendo a informação da posição da área cirúrgica a partir do sistema de navegação através dos seus olhos. De seguida, faz um julgamento com base nos seus conhecimentos. Por fim, controla o robô com as mãos para efetuar o movimento operacional. Se considerarmos todo o sistema como um sistema de controlo de feedback, as relações entre o ser humano (cirurgião e doente) e a máquina (sistema de navegação e robô) no sistema integrado anterior podem ser ilustradas na Figura

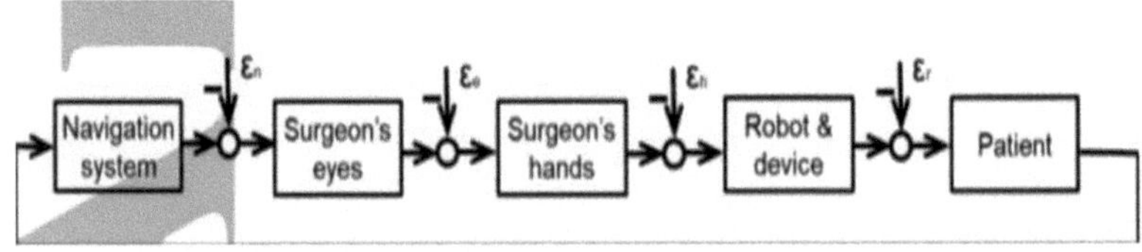

Do ponto de vista do sistema de controlo, todas as máquinas feitas pelo homem, incluindo o próprio homem, não são perfeitas, há sempre alguns erros quando se faz um julgamento ou um movimento. Da navegação para

os olhos do cirurgião, há um erro de sensor introduzido pelo sistema de navegação, que designamos por (an); depois, dos olhos do cirurgião para as mãos do cirurgião, há um erro de julgamento (se) causado pelo cirurgião; das mãos do cirurgião para o robô, há novamente um erro manual (sh) causado pelo cirurgião; e, finalmente, do robô para o doente, há um erro mecânico (sr) causado pelo robô. Os quatro erros acima referidos têm um impacto significativo no resultado da cirurgia. Para melhorar e manter a qualidade da cirurgia, os erros sn, se, sh e sr devem ser tão pequenos e estáveis quanto possível. Mas as caraterísticas destes quatro erros são diferentes. Dada a natureza da máquina, sn e sr são fixos e não sofrerão alterações significativas após o fabrico do sistema. Em contrapartida, se e sh são erros relacionados com o ser humano e dependem fortemente do cirurgião individual: quanto maior for o conhecimento, a formação e a prática, menores e mais estáveis serão os erros. Infelizmente, nos EUA são necessários 4 a 6 anos de residência, para além de 4 anos de formação dentária convencional, para se ser um cirurgião OMS qualificado. E no Reino Unido, custa em média 113 105 libras esterlinas para se ser profissional. Isto significa que a melhoria do se e sh e a normalização do processo cirúrgico consomem tempo e dinheiro. Os cirurgiões de SCO altamente profissionais são limitados, necessitando de anos de educação e formação. Sendo uma profissão baseada na competência e na experiência, uma vez mudado o cirurgião, os resultados cirúrgicos também podem mudar. Por conseguinte, é indicado que os próprios cirurgiões se tornam os factores que afectam todo o sistema, tornando-o instável, incontrolável e irrepetível. Isto significa que não os podemos fabricar em massa como outros sistemas criados pelo homem.

No entanto, tal como analisado anteriormente, uma vez que os factores relacionados com o ser humano afectam a precisão e a segurança do OMS, e mostram a incompatibilidade com outras partes de todo o sistema. Assim, uma forma possível de melhor atingir o objetivo final é reorganizar o cirurgião para beneficiar os resultados cirúrgicos. Com base neste pressuposto, é proposto um novo conceito de sistema na Figura 2, em que a inteligência artificial é introduzida para substituir o cirurgião e ligar o sistema de navegação e o robot. Uma vez que a inteligência artificial ainda pertence a um ser humano, introduzirá um erro de computação denotado por sc. Uma vez que an, sc e sr são todos erros de sensor, de computação e mecânicos, dada a natureza da máquina, são todos estáveis, controláveis e repetíveis. Isto significa que os factores humanos são eliminados de todo o sistema e que este se torna um sistema verdadeiramente baseado numa máquina. A Figura 2 mostra o conceito básico deste estudo, que consiste em desenvolver um sistema cirúrgico autónomo para diminuir a influência dos factores humanos na SCO.

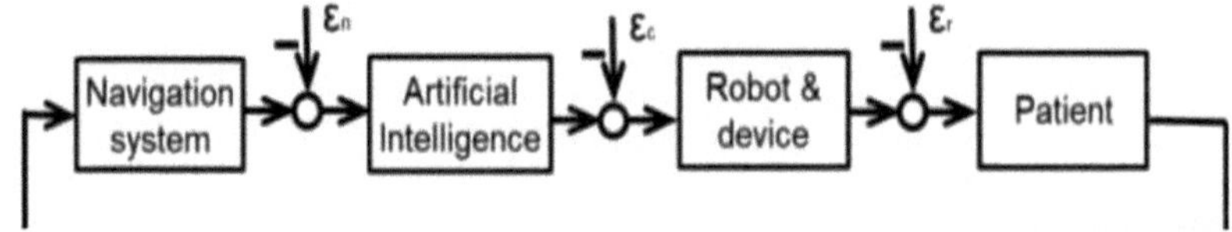

O estudo propôs um sistema cirúrgico autónomo destinado a realizar a OMS sob a assistência e vigilância do cirurgião. Os resultados preliminares mostram que a precisão do software e do hardware é aceitável, sendo necessário melhorar ainda mais para obter um melhor desempenho na precisão do posicionamento. O sistema proposto tem um potencial promissor para utilização clínica futura, uma vez que pode mudar a prioridade de trabalho do cirurgião da implementação intra-operatória para o planeamento pré-operatório. No estudo futuro, planeamos atualizar a estrutura de hardware e software deste sistema para o tornar mais fiável e estável para a aplicação num ambiente médico prático.

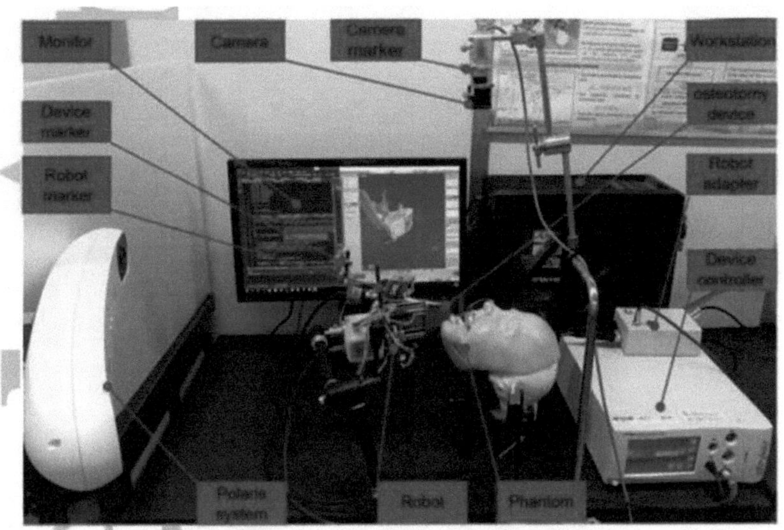

PREVISÃO DE SOBREVIVÊNCIA BASEADA NA APRENDIZAGEM PROFUNDA DE DOENTES COM CANCRO ORAL

Mais de 350.000 pessoas em todo o mundo serão diagnosticadas com cancro oral este anol. Causará mais de 170.000 mortes, matando aproximadamente uma pessoa a cada 3 minutosl. Dada a sua localização, o seu impacto na qualidade de vida é bastante grande e o tratamento é muitas vezes difícil. Dos indivíduos recentemente diagnosticados, apenas pouco mais de metade sobreviverá após 5 anos. Este número não melhorou significativamente nas últimas décadas, apesar dos avanços nas técnicas de diagnóstico e nas modalidades de tratamento mais avançadas2. O tratamento do cancro oral depende do sistema de estadiamento, e um sistema de estadiamento impreciso pode levar a um tratamento insuficiente ou desnecessário. Embora tenham sido propostos vários marcadores de prognóstico e alvos terapêuticos nas últimas décadas, estes não estão reflectidos no atual sistema de estadiamento3-7. Este facto pode explicar, em parte, a inalteração do prognóstico global do cancro oral nas últimas décadas. O teste log-rank e o modelo de risco proporcional de Cox (CPH) são os métodos mais frequentemente utilizados para a análise da sobrevivência de doentes com cancro.

$$\ln \frac{h_i(t)}{h_0(t)} = \beta_1 x_{i1} + \beta_2 x_{i2} + \beta_3 x i_3 + \cdots + \beta_k x_{ik}$$

O modelo CPH é utilizado para identificar os factores de prognóstico que afectam significativamente a sobrevivência dos doentes com cancro. No entanto, como assume que o resultado é uma combinação linear de covariáveis, pode ser demasiado simplista para prever adequadamente os resultados dos doentes com cancro, que parecem complexos e envolvem interações entre variáveis. A função de risco no momento t para o sujeito com as covariáveis x pode ser expressa como se mostra em (1). Além disso, este modelo não fornece uma regra de decisão para ser utilizada na prática clínica. Uma abordagem é o nomograma. Num estudo baseado em 96 doentes, Kim et al. construíram um nomograma para prever a sobrevivência de doentes com CEC oral utilizando variáveis clínicas e marcadores moleculares IMP3 e p538. A aprendizagem automática, um ramo da inteligência artificial que permite a deteção de relações a partir de conjuntos de dados complexos, tem sido recentemente utilizada para este fim. Estudos anteriores que aplicaram a aprendizagem automática ao cancro oral apresentaram bons resultados. Shams et al. utilizaram a aprendizagem automática com perfis de expressão genética para prever a possibilidade de desenvolvimento de cancro oral em termos de transformação maligna de lesões orais pré-malignas. O estudo foi realizado em 86 pacientes, 51 dos quais desenvolveram cancro oral e 31 permaneceram livres de cancro.

Modelo de risco proporcional de Cox (CpH):

O modelo CPH foi construído com o conjunto de treino. As variáveis estatisticamente significativas nas análises univariadas foram incluídas na análise multivariada. Enquanto o estádio T avançado, o estádio N, a invasão perineural (PNI), a extensão extranodal (ENE), a recorrência global, o grau histológico pouco diferenciado (HG) e a invasão da medula óssea (BM) afectaram significativamente a sobrevivência dos doentes com CEC oral em análises univariadas, apenas o estádio T avançado, o estádio N e a recorrência global permaneceram estatisticamente significativos na análise multivariável. A precisão da previsão foi medida através do índice c nos conjuntos de treino e teste. À medida que o número de caraterísticas utilizadas para construir o modelo aumentou de 5 para 9, o índice c não aumentou de forma constante, embora tenha havido diminuições em determinados pontos em que foram adicionadas caraterísticas estatisticamente insignificantes. O índice c acabou por atingir 0,756 e 0,694 para os conjuntos de treino e de teste, o que foi o mais baixo dos modelos.

Floresta de sobrevivência aleatória (RsF):

O erro de previsão é calculado utilizando os dados OOB (conjunto de treino) e também utilizando o conjunto de teste. A importância da variável (VIMP), apresentada em, foi obtida medindo a diminuição da precisão da previsão quando se aleatoriza uma determinada variável. Uma VIMP mais alta indica que a variável contribui mais para a precisão da previsão. Note-se que as três variáveis mais bem classificadas pela VIMP correspondem às selecionadas pela CPH multivariável.

Deepsurv

O processo de aprendizagem do DeepSurv, uma previsão de sobrevivência baseada na aprendizagem profunda, é visualizado em, mostrando um bom ajuste. O índice c aumentou de forma mais constante do que o CPH e o RSF à medida que o número de caraterísticas para construir o modelo aumentou. O índice c do DeepSurv acabou por atingir 0,810 e 0,781 para o conjunto de treino e o conjunto de teste, o mais elevado entre os modelos.

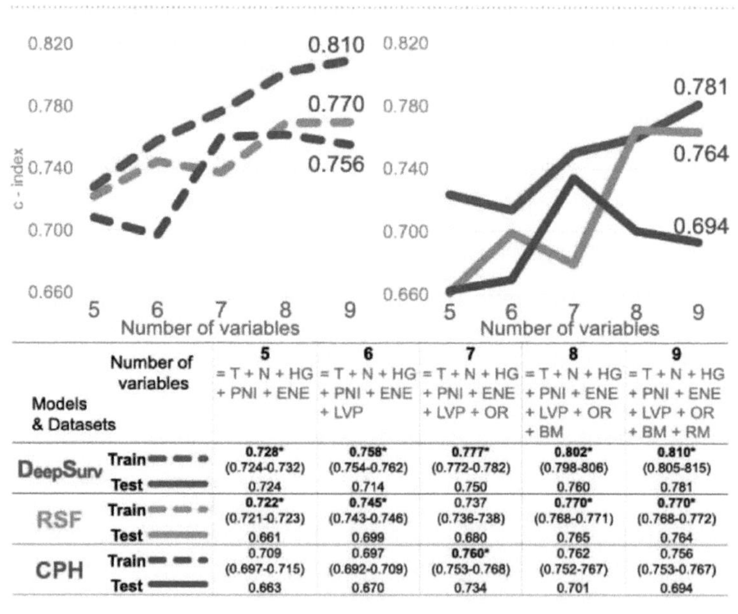

Models & Datasets		Number of variables: 5 = T + N + HG + PNI + ENE	6 = T + N + HG + PNI + ENE + LVP	7 = T + N + HG + PNI + ENE + LVP + OR	8 = T + N + HG + PNI + ENE + LVP + OR + BM	9 = T + N + HG + PNI + ENE + LVP + OR + BM + RM
DeepSurv	Train	**0.728*** (0.724-0.732)	**0.758*** (0.754-0.762)	**0.777*** (0.772-0.782)	**0.802*** (0.798-806)	**0.810*** (0.805-815)
	Test	0.724	0.714	0.750	0.760	0.781
RSF	Train	**0.722*** (0.721-0.723)	**0.745*** (0.743-0.746)	0.737 (0.736-738)	**0.770*** (0.768-0.771)	**0.770*** (0.768-0.772)
	Test	0.661	0.699	0.680	0.765	0.764
CPH	Train	0.709 (0.697-0.715)	0.697 (0.692-0.709)	**0.760*** (0.753-0.768)	0.762 (0.752-767)	0.756 (0.753-0.767)
	Test	0.663	0.670	0.734	0.701	0.694

UTILIZAÇÃO DE REDES NEURONAIS ARTIFICIAIS NA DIFERENCIAÇÃO DE SUBGRUPOS DE DESORDENS TEMPOROMANDIBULARES INTERNAS

A desordem temporomandibular (DTM) é um termo genérico para vários sinais e sintomas clínicos que envolvem os músculos da mastigação, a articulação temporomandibular (ATM) e estruturas associadas. A desarticulação interna (ID) é um dos tipos mais comuns de DTM. O termo denota uma relação de posicionamento anormal do disco articular com o côndilo mandibular e a eminência articular. A ID da ATM divide-se em 2 subgrupos: deslocamento anterior do disco com redução (ADDwR; clique) e deslocamento anterior do disco sem redução (ADDwoR; bloqueio). Este som de percussão é produzido quando o côndilo passa sobre a banda posterior e regressa a uma relação normal com o disco. O ruído de estalido gerado durante a fase de translação é o sintoma mais caraterístico da ADDwR. Os doentes com ADDwR também podem ser assintomáticos ou podem ter sintomas associados de dor articular e limitação da abertura da boca. Na ADDwoR, o disco intra-articular está mais à frente e o côndilo não consegue passar sobre a banda posterior com a tentativa de abertura da boca. Esta condição é caracterizada por uma limitação dolorosa da abertura da boca, movimentos laterais restritos e desvio para o lado afetado.5 Após um episódio agudo, que pode ser extremamente doloroso, a condição a longo prazo pode tornar-se não dolorosa, com a amplitude de movimento próxima do normal. Ruído articular, limitação da abertura bucal, dor articular e desvio mandibular são os parâmetros caraterísticos no diagnóstico das IDs da ATM. A avaliação da história do paciente e dos achados do exame clínico tem sido o padrão ouro para o diagnóstico de DTM.8-10 No entanto, outros relataram que as anormalidades da ATM não podem ser avaliadas de forma confiável pelo exame clínico. A literatura clínica e de pesquisa atual sugere que o padrão ouro para o diagnóstico do deslocamento do disco da ATM é a decisão de um examinador especialista com base em todos os dados clínicos e de imagem.

A DTM engloba várias condições que se sobrepõem. Uma média de 40% a 60% da população tem pelo menos um sintoma de DTM e uma média de 3,6% a 7% tem DTM com gravidade suficiente para que seja desejado tratamento. O diagnóstico e tratamento de pacientes com DTM é um desafio para os médicos dentistas, especialmente aqueles que não têm formação em cirurgia maxilofacial. O diagnóstico de DTM é geralmente realizado por investigação clínica combinada com técnicas de imagem19 . Um grupo recomendou que os profissionais devem utilizar os exames imagiológicos apenas se houver uma expetativa razoável de que a informação adicional influencie a abordagem do tratamento do doente. Em conclusão, o diagnóstico das DTM é um desafio para os médicos dentistas, especialmente para aqueles que não têm formação em cirurgia maxilofacial. As RNAs poderiam ser desenvolvidas para ajudar os dentistas a obter interpretações corretas e a diminuir os erros humanos

DETECÇÃO AUTOMÁTICA DE ACROMEGALIA A PARTIR DE FOTOGRAFIAS FACIAIS UTILIZANDO MÉTODOS DE APRENDIZAGEM AUTOMÁTICA

A acromegalia é causada pela secreção excessiva e persistente da hormona do crescimento (GH), geralmente resultante de adenomas somatotróficos. Em tempos, foi considerada uma das doenças raras, cuja prevalência estimada é de cerca de 0,07% na Europa. Mais recentemente, um estudo realizado na Bélgica, com uma vigilância mais ativa dos adenomas da hipófise, sugeriu uma prevalência mais elevada, de cerca de 130 por milhão. Recentemente, a inteligência artificial (IA) tem vindo a brilhar cada vez mais na área da medicina. Várias revistas com revisão por pares e fator de impacto elevado publicaram estudos que utilizam a IA como auxiliar de diagnóstico: alargamento do espaçamento entre os dentes, prognatismo, aumento do osso frontal, aumento do nariz, proeminência do arco zigomático, protrusão/prominência da crista da sobrancelha e da testa, inchaço dos tecidos moles (aumento dos lábios, nariz, orelhas) e espessamento da pele, desenvolvemos um sistema de reconhecimento facial computacional, automático e prático que pode permitir aos médicos ou aos doentes seguir proactivamente as alterações das caraterísticas faciais e detetar a acromegalia. Utilizando 1123 fotografias faciais, treinámos e integrámos vários métodos de aprendizagem automática, incluindo Modelos Lineares Generalizados (LM), K-vizinhos mais próximos (KNN), Máquinas de Vectores de Suporte (SVM), Florestas de árvores aleatórias (RT) e Redes Neuronais Convolucionais (CNN) para criar um Método de Conjunto (EM) para a deteção facial da acromegalia. Para além das alterações faciais típicas, os sintomas e sinais da acromegalia também incluem a estimulação do crescimento de muitos tecidos, como a pele, o tecido conjuntivo, a cartilagem, o osso, as vísceras e muitos tecidos epiteliais. Os efeitos metabólicos incluem a retenção de azoto, o antagonismo da insulina e a lipólise.

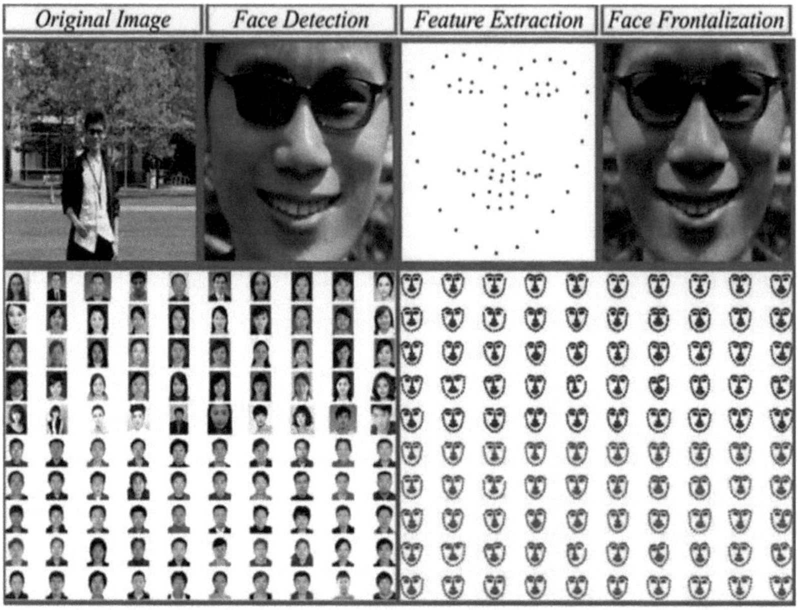

PREVISÃO DO EDEMA FACIAL PÓS-OPERATÓRIO APÓS EXTRACÇÃO DE TERCEIROS MOLARES INFERIORES IMPACTADOS ATRAVÉS DA AVALIAÇÃO POR REDES NEURONAIS ARTIFICIAIS

A extração de terceiros molares inferiores impactados é um dos eventos cirúrgicos mais comuns. O inchaço facial pós-operatório dos pacientes após a extração dos terceiros molares pode ter impactos biológicos e sociais. A gravidade do edema facial depende do caso e o edema facial tem origem num processo inflamatório iniciado pelo trauma cirúrgico. É mais provável que o edema facial ocorra nos doentes que foram submetidos a extração de terceiros molares inferiores impactados com utilização de cirurgia de retalho e remoção óssea. Os factores que se pensa influenciarem a incidência de edema facial após a remoção de terceiros molares incluem a idade, o sexo, o físico e a higiene oral dos doentes. Além disso, a incidência de edema facial está relacionada com o tipo de terceiro molar, o grau de impactação e a facilidade das operações de extração. No que diz respeito a um doente específico, a maioria dos cirurgiões orais poderia prever a incidência do edema facial apenas com base na sua experiência pessoal. A primeira tentativa de criar um modelo de previsão foi publicada por macgregor, que estabeleceu um modelo multivariado baseado em achados radiográficos. Berge e boe tentaram prever a extensão da morbidade pós-operatória após a cirurgia de terceiros molares através de análise de regressão múltipla. Embora tenham sido feitos vários esforços para determinar um modelo para essa avaliação, nenhum deles pôde ser elogiado por sua confiabilidade universal. Obviamente, a principal razão foi a dificuldade de quantificação da magnitude das contribuições das diferentes categorias de variáveis. O princípio das redes nervosas artificiais pode ser utilizado para analisar os múltiplos factores e as relações entre os factores que têm relações pouco claras, e é um sistema baseado na imitação da estrutura e função do cérebro humano. O método das redes neuronais é um ramo da engenharia biomédica conhecido como inteligência artificial (IA). As redes neuronais artificiais, devido à sua excelente capacidade de mapeamento não linear, generalização, auto-organização e auto-aprendizagem, provaram ser de utilidade generalizada no processamento digital de sinais, modelação de sistemas, controlo automático e outros. As aplicações das redes neuronais têm recebido muita atenção na medicina clínica. Escolhendo corretamente as estruturas das redes neuronais e treinando os pesos, os investigadores podem utilizar as redes neuronais para fazer previsões de resultados médicos. As redes neuronais têm a capacidade de "aprender" a efetuar um diagnóstico através das informações que lhes são apresentadas.

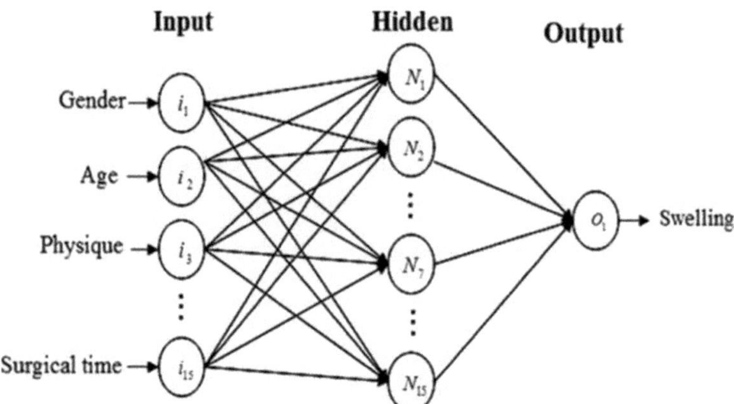

Os factores que contribuem para o inchaço facial pós-operatório após a cirurgia dos terceiros molares são sofisticados. A principal vantagem das redes neuronais artificiais é a sua capacidade de sintetizar uma quantidade considerável de factores (ou variáveis) sem necessitar de modelação estatística do problema. Além disso, as redes neuronais artificiais aprendem a reconhecer padrões a partir dos dados introduzidos através de treino. Uma vez treinada com os dados introduzidos, a rede é capaz de reconhecer semelhanças quando lhe é apresentado um novo padrão de entrada, o que resultará num padrão de saída previsto. Em conclusão, estas redes neuronais artificiais baseadas no algoritmo BP de grados conjugados melhorados têm uma elevada precisão de previsão, o que constitui um novo sistema desenvolvido que pode ajudar a prever o inchaço após a extração de terceiros molares inferiores impactados.

CONCLUSÃO

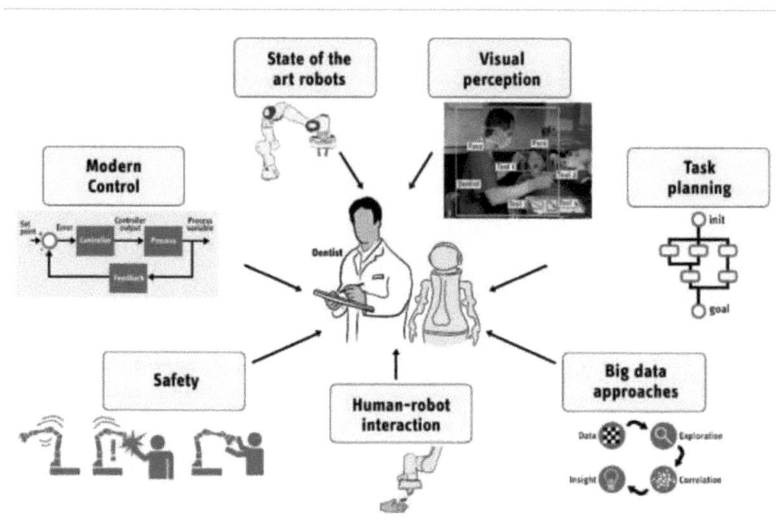

A inteligência artificial tem um grande papel a desempenhar no domínio da cirurgia oral e maxilofacial. Uma vez que o ramo OMFS é composto por muitas outras especialidades e procedimentos como implantes, cirurgia ortognática, oncologia, cirurgias de reconstrução facial, procedimentos de estética facial e a IA tem o potencial de fazer milagres em todos estes procedimentos. A utilização da cirurgia virtual, a colocação correta da neo-mandíbula e as guias de corte pré-fabricadas permitem uma reconstrução mais precisa e eficiente. Para além disso, estas ferramentas têm outras vantagens. Em primeiro lugar, um modelo em tamanho real permite um planeamento pré-operatório ideal da ressecção. Os forames mandibular e mental são marcados, o curso do nervo mental é demarcado e os limites da ressecção são escolhidos. Em segundo lugar, a placa de reconstrução é moldada de acordo com o modelo neomandibular planeado. O tempo intra-operatório não é gasto a moldar a placa de forma imprecisa. Em vez disso, a placa pode ser dobrada tão exatamente quanto possível, sem pressão de tempo antes da operação. Isto serve como uma valiosa ferramenta de aprendizagem para os cirurgiões mais jovens. Em terceiro lugar, os doentes têm uma compreensão significativamente melhor do problema e dos desafios da reconstrução. Isto resulta num melhor alinhamento de esperanças e expectativas entre o doente e os cirurgiões. O posicionamento exato do retalho através de incisões limitadas é possível graças à navegação estereotáxica. A cirurgia robótica, e em particular o dVSS, expandiu as competências cirúrgicas, graças ao aumento da exatidão e precisão cirúrgicas, movimentos para além da manipulação que pode ser conseguida pela mão humana, redução do tremor, ampliação 3D do campo operatório, escalonamento do movimento, vantagens ergonómicas e operações remotas. A utilização de VSP e da tecnologia CAD-CAM para o fabrico de guias de ressecção cirúrgica/colheita e a pré-dobragem de placas de reconstrução resultou num resultado cirúrgico preciso. O diagnóstico das DTMs é um desafio para os médicos dentistas, especialmente para aqueles que não têm formação em cirurgia maxilofacial. As RNA podem ser desenvolvidas para ajudar os dentistas a obter interpretações corretas e a diminuir os erros humanos. As ferramentas de IA podem ajudar na ressecção de segmentos tumorais, uma vez que combinam exatidão e facilidade de utilização de uma forma que nenhum outro método de segmentação atualmente existente no mercado consegue oferecer. A inteligência artificial pode detetar automaticamente e precocemente a acromegalia com elevada sensibilidade e especificidade. As aplicações de Inteligência Artificial (IA) revelaram valores de precisão elevados na deteção de dentes terceiros molares impactados e na sua relação com estruturas anatómicas. Os modelos de aprendizagem automática podem identificar doentes com risco intermédio que poderiam beneficiar de quimiorradiação. A aprendizagem automática tem o potencial de destilar a complexa heterogeneidade da prática do mundo real em recomendações significativas para uma verdadeira medicina de precisão. A aprendizagem automática fará avançar as medidas de diagnóstico, facilitará o planeamento do tratamento, reduzirá os erros de tratamento e, em última análise, aumentará a eficácia do sistema de saúde em geral. As redes neuronais artificiais baseadas no algoritmo melhorado de BP conjugado têm uma elevada precisão de previsão, o que constitui um sistema recentemente desenvolvido que pode ajudar a prever o inchaço após a extração de terceiros molares inferiores impactados. O domínio da inteligência artificial transformou a medicina e a medicina dentária de várias formas.

Embora os sistemas de inteligência artificial sejam um grande trunfo na medicina dentária e na educação dentária, o sistema biológico humano é complexo e é de notar que estes avanços tecnológicos são ainda fruto de inovações e descobertas da humanidade. Além disso, a IA só pode ajudar o médico a executar as tarefas de forma eficiente, mas não pode, de forma alguma, substituir o intelecto do conhecimento, das competências e do planeamento do tratamento humanos.

BIBLIOGRAFIA

1. Qingchuan sMa, Etsuko Kobayashi, Junchen Wang, Kazuaki Hara, Hideyuki Suenaga, Ichiro Sakuma, e Ken Masamune, Desenvolvimento e avaliação preliminar de um sistema cirúrgico autónomo para cirurgia oral e maxilofacial. 10.1002/rcs.1997
2. David l Hirsch, Evan S. Garfein, Andrew M. Christensen, Katherine A. Weimer, Pierre B. Saddeh e Jamie P Levine, Use of Computer-Aided Design and Computer-Aided Manufacturing to Produce Orthognathically Ideal Surgical Outcomes: A Paradigm Shift in Head and Neck Reconstruction (Uma mudança de paradigma na reconstrução da cabeça e do pescoço). 10.1016/j.joms.2009.02.007
3. Matthew M. Hanasono Rhonda F. Jacob, D, Luc Bidaut, Geoffrey L. Robb, Roman J. Skoracki, M. Midfacial Reconstruction Using Virtual Planning, Rapid Prototype Modeling, and Stereotactic Navigation. 10.1097/PRS.0b013e3181 f447e1.
4. J. De Ceulaer, Robotic surgery in oral and maxillofacial, craniofacial and head and neck surgery: Uma revisão sistemática da literatura. Int. J. Oral Maxillofacial. Surg. 2012; 41: 1311-1324 http://dx.doi.org/10.1016/j.ijom.2012.05.035,
5. Benjamin D. Foley, Adam Honeybrook, Samuel McKenna, Steven Press, Reconstrução mandibular utilizando design assistido por computador e fabrico assistido por computador: Uma análise dos resultados cirúrgicos, 2013 Associação Americana de Cirurgiões Orais e Maxilofaciais 0278-2391/12/70080536.00/0 http://dx.doi.org/10.1016/jjoms.2012.08.022
6. Burcu Bas, Okan Ozgonenel, Bora Ozden, Burak Bekcioglu, Emel Bulut, Murat Kurt, Utilização de redes neuronais artificiais na diferenciação de subgrupos de perturbações internas temporomandibulares: A Preliminary Study, © 2012 American

Association of Oral and Maxillofacial Surgeons 0278-2391/12/7001-0536.00/0 doi: 10.1016/j.joms.2011.03.069

7. Philipp Metzler, Erik J. Geiger, Christopher C. Chang, Irin Sirisoontorn, Derek M. Steinbacher, http://dx.doi.Org/10.1016/j.bjps.2014.03.023 1748-6815/[a] 2014 Publicado por Elsevier Ltd em nome de British Association of Plastic, Reconstructive and Aesthetic Surgeons

8. Majeed Rana, Daniel Modrow, Jens Keuchel, Christopher Chui, Madiha Rana, Maximilian Wagner, Nils-Claudius Gellrich: Desenvolvimento e avaliação de uma ferramenta de segmentação automática de tumores: Uma comparação entre a segmentação automática, semi-automática e manual de quistos e tumores odontogénicos mandibulares, http://dx.doi.org/10.1016/j_jcms.2014.12.005 1010-5182/© 2014 European Association for Cranio-Maxillo-Facial Surgery. Publicado por Elsevier Ltd. Todos os direitos reservados.

   Derek M. Steinbacher: Análise Tridimensional e Planeamento Cirúrgico em Cirurgia Craniomaxilofacial, 2015 Associação Americana de Cirurgiões Orais e Maxilofaciais 0278-2391/15/00498-X http://dx.doi.org/10.1016/j.joms.2015.04.038.

9. Eric I. Chang, Matthew P Jenkins, Sameer A. Patel, Neal S. Topham: Resultados Operatórios a Longo Prazo da Tomografia Computorizada Pré-Operatória - Planeamento Cirúrgico Virtual Guiado para Reconstrução da Mandíbula com Retalho Livre Osteocutâneo. Copyright © 2016 da Sociedade Americana de Cirurgiões Plásticos DOI: 10.1097/01.prs.0000475796. 61855.a7.

10. Zhang N, Liu S, Hu Z, Hu J, Zhu S, Li Y, A precisão do planeamento cirúrgico virtual na cirurgia ortognática de dois maxilares: Comparison of Planned and Atual Results, Oral Surgery, Oral Medicine, Oral Pathology and Oral Radiology (2016), doi:

10.1016/j.oooo.2016.03.004.

11. Xiangyi Kong, Shun Gong, Lijuan Su, Newton Howard, Yanguo Kong: Deteção automática de acromegalia a partir de fotografias faciais utilizando métodos de aprendizagem automática, EBioMedicine (2017), https://doi.org/10.1016zj.ebiom.2017.12.05
12. Wei Zhang, Jun Li, Zu-Bing Li & Zhi Li: Previsão do inchaço facial pós-operatório após extração de terceiros molares inferiores impactados através da avaliação de redes neurais artificiais, DOI:1038/s41598-018-299341.s
13. Tejaswi Katne, Alekhya Kanaparthi, Srikanth Gotoor, Srikar Muppirala, Ramaraju Devaraju, Ramlal Gantala. Inteligência artificial: desmistificar a medicina dentária - o futuro e mais além. Revista Internacional de Medicina Contemporânea Cirurgia e Radiologia. 2019;4(4): D6-D9.
14. K.R. Pereira e R. Sinha. Bem-vindo ao "novo miúdo do bairro" na família: inteligência artificial em cirurgia oral e maxilofacial. Br J Oral Maxillofac Surg (2019), https://doi.org/10.1016/j.bjoms.2019.08.01
15. Bouletreau P, et al. Inteligência Artificial: Aplicações em cirurgia ortognática. J Stomatol Oral Maxillofac Surg (2019), https://doi.org/10.1016/j.jormas.2019.06.0.
16. Yoshiko Ariji, Yudai Yamashita, Syota Kutsuna, Chisako Muramatsu, Motoki Fukuda, Yoshitaka Kise, Michihito Nozawa, Chiaki Kuwada, Hiroshi Fujita, Akitoshi Katsumata, Eiichiro Ariji, Deteção e classificação automáticas de lesões radiolúcidas na mandíbula em radiografias panorâmicas utilizando uma técnica de deteção de objectos de aprendizagem profunda, Oral Surg Oral Med Oral Pathol Oral Radiol (2019), doi: https://doi.org/10.1016zj.oooo.2019.05.014
17. DongWook Kim, Sanghoon Lee, Sunmo Kwon, Woong Nam, In-HoCha & Hyung Jun Kim: Previsão de sobrevivência baseada em

aprendizagem profunda de pacientes com cancro oral. https://doi.org/10.1038/s41598-019-433727.

18. Emir Yüzbaçioglu: Atitudes e percepções dos estudantes de medicina dentária em relação à inteligência artificial. https://orcid.org/0000-0001-5348-6954.

19. Jed BouguilaHabib Khochtali Cirurgia Plástica Facial e Algoritmos de Reconhecimento Facial: interação e desafios. Uma revisão de escopo e direções futuras (2020), doi https://doi.org/10.1016/j.jormas.2020.06.7.

20. F. Schwendicke, W. Samek, e J. Krois: Artificial Intelligence in Dentistry: Chances and Challenges, DOI: 10.1177/0022034520915714.

21. Ahmed, Z., Mohamed, K., Zeeshan, S. e Dong, X. Inteligência artificial com desenvolvimento de plataforma de aprendizagem automática multifuncional para melhores cuidados de saúde e medicina de precisão. Base de dados (2020) Vol. 2020: artigo ID baaa010; doi: 10.1093/database/baaa010.

22. Hung K, Montalvao C, Tanaka R, Kawai T, Bornstein MM. A utilização e o desempenho de aplicações de inteligência artificial em radiologia dentária e maxilofacial: Uma revisão sistemática. Dentomaxillofac Radiol 2020. 49: 20190107.

23. Jasmin Grischke, Lars Johannsmeier, Lukas Eicha, Leif Grigaa, Sami Haddadin: Dentronics: Rumo à robótica e à inteligência artificial em medicina dentária, https://doi.org/10.1016/j.dental.2020.03.01.

24. Frederick Matthew Howard, Sara Kochanny, Matthew Koshy, Michael Spiotto, Alexander T. Pearson: Tratamento adjuvante guiado por aprendizado de máquina do câncer de cabeça e pescoço, doi:10.1001/jamanetworkopen.2020.25881.

25. Kaan Orhan, Elif Bilgir, Ibrahim Sevki Bayrakdar, Matvey Ezhov,

Maxim Gusarev, Eugene Shumilov: Avaliação da inteligência artificial para a deteção de terceiros molares impactados em exames de tomografia computorizada de feixe cónico, https: //doi. org/ 10.1016/j.j ormas.2020.12.6.

26. Shintaro Sukegawa, Kazumasa Yoshii, Takeshi Hara, Katsusuke Yamashita, Keisuke Nakano, Norio Yamamoto, Hitoshi Nagatsuka e Yoshihiko Furuki: Deep Neural Networks for Dental Implant System Classification, doi: 10.3390/biom10070984.
27. Kuofeng Hung, Andy Wai Kan Yeung, Ray Tanaka e Michael M. Bornstein: Current Applications, Opportunities, and Limitations of AI for 3D Imaging in Dental Research and Practice (Aplicações actuais, oportunidades e limitações da IA para imagiologia 3D na investigação e prática dentária); doi:10.3390/ijerph17124424.
28. Sanjeev B. Khanagar, Ali Al-headed, Prabhadevi C. Maganur, Satish Vishwanathaiah, Shankargouda Patil, Hosam A. Baeshen, Sachin C. Sarode, Shilpa Bhandi: Desenvolvimentos, aplicação e desempenho da inteligência artificial em medicina dentária - uma revisão sistemática; https://doi.org/10.1016/j.jds.2020.06.019.

Peter Rekawek, Chamith S. Rajapakse e Neeraj Panchal: Inteligência Artificial: O Futuro do Prognóstico e Diagnóstico Maxilofacial? J Oral Maxillofac Surg 79:1396-1397,2021, https: //doi.org/ 10.1016/j.joms .2021.02.031.

29. Marta Revilla-Leon, Miguel Gomez-Polo, Shantanu Vyas, Basir A. Barmak, German O. Gallucci, Wael Att, Dr. Med Dent e Vinayak R. Krishnamurthy: Aplicações de inteligência artificial em implantodontia - Asystematicreview, https://doi.org/10.1016/j. prosdent.2021.05.008.
30. Jeong Yeop Ryu, Ho Yun Chung, Kang Young Choi: Potential role of artificial intelligence in craniofacial surgery, Arch Craniofacial Surg

Vol.22No.5,223-231 https://doi.org/10.7181/acfs.2021.00507.

31. Heo M-S, Kim J-E, Hwang J-J, Han S-S, Kim J-S, Yi W-J, et al. Inteligência artificial em radiologia oral e maxilofacial: o que é atualmente possível? Dentomaxillofac Radiol 2021; 50: 20200375.
32. Eunhye Choi, Soohong Lee, Eunjae Jeong, Seokwon Shin, Hyunwoo Park, SekyoungYoum, Youngdoo Son & KangMi Pang: Inteligência artificial no posicionamento entre o terceiro molar inferior e o nervo alveolar inferior em radiografia panorâmica, https://doi.org/10.1038/s41598- 022-064832.
33. Takahiro Kishimoto, Takaharu Goto, Takashi Matsuda, Yuki Iwasaki, Tetsuo Ichikawa: Aplicação da inteligência artificial no domínio da medicina dentária: Uma revisão da literatura; https://doi.org/10.2186/jpr.JPR_D_20_0019
34. Maad M. Mijwel: História da Inteligência Artificial;https://www.researchgate.net/publication/322234922.
35. Russel S, Norvig P. Artificial Intelligence: Uma Abordagem Moderna. 3ª ed. Nova Jersey: Pearson Education; 2010
36. Rajaraman V. John McCarthy, pai da inteligência artificial. Reson. 2014:198e207.
37. Rabun'al JR, Dorado J. Artificial neural networks in real-life applications (Redes neurais artificiais em aplicações reais). IGI Global: Hershey 2005:166e346.
38. Saghiri MA, Asgar K, Boukani KK, et al. Uma nova abordagem para a localização do forame apical menor utilizando uma rede neural artificial. Int Endod J 2012; 45:257e65
39. Murata M, Ariji Y, Ohashi Y, et al. Classificação de aprendizagem profunda utilizando uma rede neural convolucional para avaliação da sinusite maxilar em radiografia panorâmica. Oral Radiol 2019;35: 301e7.

40. Lee JH, Kim DH, Jeong SN, Choi SH. Deteção e diagnóstico de cárie dentária usando um algoritmo de rede neural convolucional baseado em aprendizado profundo. J Dent 2018; 77:106e11.
41. Choi HI, Jung SK, Baek SH, et al. Modelo inteligente artificial com aprendizagem de máquina de rede neural para o diagnóstico de cirurgia ortognática. J Craniofac Surg 2019; 30:1986e9.
42. Kong X, Duan X, Wang Y Um sistema integrado de planeamento, navegação e assistência robótica para cirurgia de reconstrução da mandíbula. Intelligent Service Robotics. 2016;9(2):113-121.
43. Gui H, Yang H, Shen SG, et al. Navegação cirúrgica guiada por imagem para remoção de corpos estranhos na região maxilofacial profunda. J. Oral Maxillofac. Surg. 2013;71(9):1563-1571.
44. Wang J, Suenaga H, Hoshi K, et al. Navegação em realidade aumentada com registo automático de imagens sem marcadores utilizando sobreposição de imagens 3-D para cirurgia dentária. IEEE Trans Biomed Eng. 2014;61(4):1295-1304.
45. Pires JN, Caramelo F, Brito P, et al. Robótica em implantologia dentária: análise de tensão/deformação. Visão geral do sistema e experiências. Ind Rob. 2006;33(5):373-380

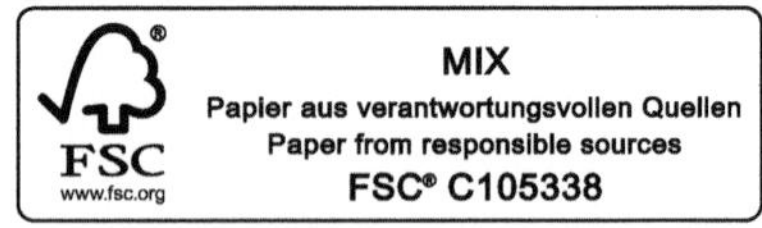

Printed by Books on Demand GmbH, Norderstedt / Germany